# MÉMOIRE

## SUR LES SOINS

## A DONNER AUX PERSONNES

## QUI ONT ÉTÉ OPÉRÉES

# DE LA CARTARACTE.

DE L'IMPRIMERIE DE Mme Ve JEUNEHOMME,
RUE HAUTEFEUILLE, N° 20.

# MÉMOIRE

## SUR LES SOINS

## A DONNER AUX PERSONNES

## QUI ONT ÉTÉ OPÉRÉES

# DE LA CATARACTE;

PAR GALLEREUX,

DOCTEUR EN MÉDECINE, EX-MÉDECIN ATTACHÉ AU TROISIÉME DISPENSAIRE DE LA SOCIÉTÉ PHILANTROPIQUE DE PARIS; ANCIEN MÉDECIN DE PREMIÈRE CLASSE DES ARMÉES; MEMBRE DE PLUSIEURS SOCIÉTÉS DE MÉDECINE; MÉDECIN A TONNERRE.



> Le vrai médecin ne connait que l'humanité; on le voit toujours avec le même zèle porter les secours de son art dans la cabane du pauvre comme dans le palais du riche.

PARIS,

1816.

# INTRODUCTION.

LORSQUE l'on a opéré une personne de la Cataracte, et qu'on est éloigné du pays qu'elle habite, le plus ordinairement, on en confie le soin au médecin ou chirurgien du lieu. Comme la médecine oculaire forme en quelque sorte une branche à part de l'art de guérir, et que toutes les personnes qui exercent cet art ne sont pas généralement versées dans l'étude des maladies des yeux, on conçoit, quoi que d'ailleurs elles puissent avoir beaucoup d'instruction, qu'elles pourraient commettre des fautes dans le traitement délicat que réclame ultérieurement l'opération de la Cataracte. C'est pour les prévenir que j'ai cru utile de composer ce petit Mémoire,

Il pourra servir de guide sûr. Les conseils qu'il renferme sont ceux des plus célèbres médecins oculistes. J'en ai puisé la plupart dans mes entretiens particuliers avec M. Carre. C'est encore dans sa conversation que j'ai puisé plusieurs des principes solides qui dorénavant serviront de base à ma pratique. Qu'il me soit permis de saisir cette occassion de lui témoigner ma sincère reconnaissance pour toutes les bontés dont il me comble, bontés d'autant plus flateuses qu'elles sont désintéressées.

---

# MÉMOIRE

## SUR LES SOINS

## A DONNER AUX PERSONNES

## QUI ONT ÉTÉ OPÉRÉES

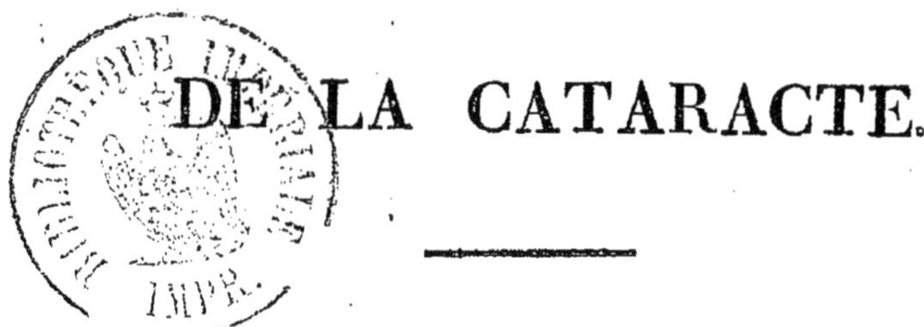

# DE LA CATARACTE.

Tous les sens sont bien essentiels à l'harmonie de nos fonctions, mais aucun n'est par ses usages plus intéressant que celui de la vue. Car l'œil est non seulement destiné à transmettre au cerveau les images extérieures, mais il semble aussi être créé pour peindre au dehors les plus doux sentimens de l'âme, comme les mouvemens les plus impétueux. L'œil, dit *Buffon*, reçoit et réfléchit en même temps la lumière de la pensée et la chaleur du sentiment; c'est le sens de l'esprit et la langue de l'intelligence.

Qui n'a pas observé, avèc cet orateur de la nature, que l'état de la vue influe beaucoup sur l'expression de la physionomie, et que les aveugles, les myopes et les presbites ont beaucoup moins de cette âme extérieure qui réside principalement dans les yeux.

La lumière est tellement l'amie de l'homme et sa compagne favorite, que rien ne paraît plus affreux que son absence. En effet, au sein des ténèbres, lorsque tous les corps ont pour ainsi dire disparu, que nous semblons habiter avec nous-même, qu'elle est notre existence ? Combien peu diffère-t-elle *du néant.*

Si tel est l'état de l'homme lorsqu'il a perdu la faculté de voir, on sent combien il importe de ne rien négliger pour assurer le succès d'une opération qui, en la lui rendant, va de nouveau rétablir ses relations avec la nature entière.

Une multitude d'observations, dont les unes me sont propres et les autres étrangères, m'ayant convaincu que le succès de l'opération de la Cataracte dépendait souvent autant de la bonne administration des soins ultérieurs qu'elle nécessite, que de la manière même dont elle est faite, j'ai pensé qu'un petit Mémoire dans lequel on détaillerait la manière de les diriger pourrait être de quelque utilité : de là cet Opuscule.

Il pourra mettre toutes les personnes qui auront à soigner des malades opérés de la Cataracte, dans le cas de n'avoir rien à se reprocher si l'opération n'est pas couronnée de succès. J'ai déjà, depuis que je suis fixé en Bourgogne, pratiqué plusieurs fois cette opération, et constamment elle a réussi. Je dois ces succès, en grande partie, aux soins bien entendus qui ont été donnés aux malades par des médecins ou chirurgiens instruits. Je dois à la reconnaissance, de citer M. Gautherin, docteur médecin, qui exerce avec beaucoup de distinction son art au village la Rivière.

La plupart des auteurs qui ont écrit sur les soins à donner aux personnes opérées de la Cataracte, ont donné d'assez bons préceptes, mais ils les ont exposés si peu méthodiquement, qu'ils semblent n'y avoir attaché qu'une attention secondaire, tandis que, comme je l'ai déjà dit, ils me semblent en mériter autant que l'opération elle-même.

Les soins que demandent les personnes opérées de la Cataracte sont relatifs, les uns à l'emploi des médicamens que nécessitent les divers accidens qui peuvent suivre l'opération, les autres au régime des malades et aux précautions qu'ils ont à prendre pour habituer insensiblement leurs yeux au contact de la lumière ; de là leur distinction en *médicaux*, hygièniques et d'*optique*. C'est sous ce triple rapport que je vais les examiner, cette division me paraissant la meilleure.

### *Soins médicaux.*

Le premier appareil appliqué, on aide le malade à se rendre doucement dans son lit dont on ferme hermétiquement les rideaux, de manière qu'il se trouve placé dans une obscurité parfaite. A l'exemple de M. Carre, qui, comme médecin oculiste, est au dessus de tout éloge, ou plutôt dont le plus grand éloge est dans les yeux du grand nombre de personnes auxquelles il a rendu la vue; à son exemple, dis-je, mon premier pansement consiste simplement dans l'application, sur les yeux, de compresses sèches, maintenues par un bandeau. On trouve dans ce bandage simple le triple avantage de panser facilement le malade, de faire couler librement les larmes, enfin de ne pas gêner la cicatrisation de la plaie.

La personne chargée de soigner le malade

aura la précaution, pendant deux ou trois jours, toutes les trois ou quatre heures, de soulever les compresses, afin que les larmes puissent facilement couler, et que les paupières ne s'agglutinent pas. Elle aura soin d'essuyer avec un linge fin et bien légèrement les larmes et les matières qui s'amassent dans le grand angle et au bord des paupières.

Un des accidens les plus communs et les plus redoutables après l'opération de la Cataracte est l'opthalmie. On la reconnaît au gonflement et à la rougeur des paupières, à la rougeur de la conjonctive, dont tous les vaisseaux paraissent pénétrés d'une grande quantité de sang, à un sentiment de douleur brûlante, à la sensibilité très vive de l'œil, enfin à un larmoiment plus abondant. Quand à l'opthalmie externe se joint l'inflammation interne, les malades ressentent dans le fond de l'œil une douleur très vive. C'est ordinairement le troisième ou quatrième jour après l'opération, que l'inflammation commence à se développer.

Les moyens à employer varient suivant que l'opthalmie est légère ou intense. Si elle est légère, qu'il y ait seulement rougeur plus considérable des paupières et de l'œil, on peut tenter l'usage des repercussifs. On a recours alors aux doux astringens, aux réfrigérans; on y associe, s'il y a douleur, les sédatifs; on a surtout préconisé l'eau simple, l'eau de plantain, l'eau blanche. Cette dernière est un des meilleurs moyens pour dissiper ce premier état d'irritation; en y joignant quelques gouttes d'une dissolution aqueuse d'opium, on la rendra sédative. On doit le plus souvent se servir de ces moyens à une température froide, les appliquer avec beaucoup de précaution, avec des linges fins et incapables de peser sur l'œil, afin d'éviter l'irritation que pourrait produire une compression trop forte.

Si l'inflammation au contraire est très intense, et se présente avec l'appareil des symptômes dont j'ai parlé, on aura recours aux applications vraiment atoniques, comme le lait tiède, les décoctions de mauve de guimauve, etc. Mais dès que la phlègmasie commencera à diminuer on employera des toniques astringens. Il ne faut jamais perdre de vue, qu'en genéral, après cinq ou six jours de durée, une opthalmie commence à devenir chronique, et qu'à cette époque il faut substituer aux émolliens les topiques légèrement astringens. C'est en continuant trop longtemps l'usage des remèdes doux et émolliens qu'on perpétue dans l'œil la turgescence et la rougeur des vaisseaux, et qu'on suppose en conséquence aussi enflammés que dans le principe. C'est précisément pour cela, pour le dire en passant, que tout charlatan peut se vanter d'avoir guéri des opthalmies rebelles avec son eau merveilleuse (qui est astringente), tandis qu'il trompe le public; quand il la lui vend comme un spécifique contre toutes les opthalmies en général. Puisque ce collyre qui fait dissiper promptement l'inflammation dans sa seconde période, ne fait que l'empirer dans la première.

En même temps qu'on employera les moyens locaux, au début de l'inflammation violente, on s'empressera de recourir aux dérévatifs, surtout vers les extrémités inférieures. Les synapismes aux jambes, à la plante des pieds, les vésicatoires même peuvent être très utiles pour détourner l'orage qui menace les yeux. On peut employer dans les mêmes vues, des lavemens légèrement purgatifs, qui, deplus auront l'avantage de débarasser le tube intestinal. Les sangsues aux environs du col, vers les tempes ou aux cuisses, seront souvent d'un grand secours pour combattre un état local de pléthore, de même que les saignées générales quand il y aura surabondance du système vasculaire. Dans des cas semblables, c'est surtout à ce dernier moyen que M. Carre a recours. Il réduit ces malades a un état de faiblesse extrême; ce mode de traitement lui réussit très souvent.

A l'intérieur on donnera des tisannes adoucissantes et délayantes, et si le malade éprouve quelques dispositions aux spasmes, aux vomissemens, on administrera les potions sédatives et antispasmodiques : ainsi l'éther, l'extrait aqueux d'opium étendus dans des infusions légèrement aromatiques et froides, seront très convenables dans de semblables accidens; on doit aussi quand l'estomac est douloureux, s'empresser d'y faire des fomentations atoniques ou légèrement sédatives. C'est dans ces cas que des compresses trempées dans une décoction très chargée de mauve et de tête de pavot, appliquées sur la région épigastrique, produisent de très bons effets.

L'inflammation du globe de l'œil s'accompagne quelquefois de la sécrétion d'une grande quantité de matière âcre; ordinairement dans ce cas il se forme un abcès dans l'œil. La matière purulente, dit Wenzel, se rencontre même dans les deux chambres de l'œil; la douleur est violente et continuelle. Si les remèdes généraux et locaux que j'ai indiqués ci-dessus, ne produisent pas la résolution, comme cela n'arrive que trop souvent, le malade est sans espoir, et n'obtient la cessation de ses douleurs que par la suppuration et la fonte de l'œil. Ce cas ajoute Wenzel, dont nous ne pouvons rejeter la cause que sur le vice des humeurs, quelquefois aussi sur la mauvaise constitution du fond de l'œil, s'est offert très rarement dans ma pratique. M. Carre a confirmé la remarque de Wenzel, car il n'a eu occasion que quelquefois d'observer ces espèces d'abcès à la suite de l'opération de la Cataracte.

Lorsqu'on découvre les yeux, ce que l'on doit faire ordinairement le douzième ou le quinzième jour après l'opération, il arrive quelquefois un larmoyement, mais qui ne doit point inquiéter ; il dure quelquefois dix ou douze jours, mais il va toujours en diminuant. Cet accident qui n'est nullement dangereux, cesse peu à peu de lui-même, sans employer aucun médicament, seulement à mesure que l'œil s'accoutume à l'impression de la lumière et de l'air, qui paraissent en être la cause.

Le gonflement adémaleux des paupières,

qui, très souvent a lieu, et dont la durée est à peu près la même que celle du larmoyement dont je viens de parler, ne doit point inquiéter davantage. Il se dissipe également sans remède par la seule action de l'air sur ces parties. Les médicamens toniques et autres, que l'on serait tenté d'employer en topiques dans ce cas, sont pour le moins inutiles et retardent souvent la guérison. C'est à la nature seule qu'il faut confier la cure de cet accident; et le plus sûr moyen d'en abréger la durée et de le dissiper, c'est de laisser l'œil libre et découvert, dès qu'on s'aperçoit de ce gonflement, qui ne permettera pas d'ailleurs aux paupières de s'ouvrir aisément et de laisser passer la lumière; quoique je suis persuadé qu'il n'y aurait rien à craindre.

Ce gonflement est quelquefois si considérable, qu'il peut faire craindre que l'opération n'ait pas réussi; mais on doit être rassuré si le malade ne souffre pas, et s'il aperçoit la lumière à travers les paupières; car s'il ne peut pas les ouvrir, il est impossible qu'il puisse apercevoir les objets, et on ne doit point être inquiet si le malade s'en plaint. Cette dernière observation est de Wenzel.

Lorsqu'on découvre les yeux, si on s'aperçoit que l'iris produit au travers de l'incision de la cornée une petite tumeur noirâtre ou une espèce de poche, qu'il y ait enfin ce qu'on appèle *procidence* de l'iris, quelques oculistes pensent que dans ce cas, le meilleur moyen est de ne rien faire et de laisser l'œil parfaitement libre. M. Carre pense au contraire que si après quinze jours de durée elle n'est pas dissipée, il faut la toucher avec le beurre d'antimoine ou la pierre infernale. Cette opération est très délicate et exige des soins que je ne dois pas détailler ici. On les trouve consignés dans tous les livres de chirurgie où il est parlé de la hernie, de la procidence de l'iris.

Les personnes faibles, craintives éprouvent quelquefois vers le troisième ou quatrième jour de l'opération un accroissement de chaleur universelle, surtout pendant la nuit avec complication de symptômes gastriques, qu'annoncent la bouche amère, la nausée, la tendance au vomissement, la douleur de tête, une testion des hypocondres, des flatuleanaces, une inquiétude générale, l'insomnie. Un léger purgatif, plusieurs lavemens suffisent d'ordinaire pour la disparition de ces accidens. Il faut se garder de faire vomir : on conçoit facilement pour quelle raison je donne ce conseil. Si la cicatrisation de la cornée n'était point encore achevée, on pourrait, par les efforts du vomissement, déterminer la sortie de l'iris. Il paraît qu'on n'aurait point à redouter la sortie du corps vitré, comme quelques oculistes semblent le faire craindre; car M. Carre a observé, et moi-même j'ai vérifié cette observation, c'est qu'après les premières vingt-quatre heures qui suivent l'opération, on n'a plus à craindre la sortie de ce corps.

Quelques malades, à la suite de cette opération, éprouvent quelquefois des symptômes nerveux très variés. M. Carre en a vu un qui pendant plusieurs jours a été tourmenté par un priapisme continuel. Les saignées générales, les bains de pieds, les calmans à l'intérieur conviennent généralement dans ces circonstances.

### *Moyens hygiéniques.*

Si le malade a été opéré des deux yeux, de même que s'il n'a été opéré que d'un seul, est tenu dans son lit la tête assez élevée, avec la liberté de se coucher sur le côté qui lui plaît et lui paraît le plus commode.

Pendant les deux premiers jours on ne lui

donnera que de la tisane, pas même de bouillon ; telle est la pratique de M. Carre. Cette tisane sera délayante et rafraîchissante. Telle sera l'eau de veau, l'eau de poulet, le petit lait, le lait d'amande, l'orgeat ou quelque liqueur acidule, telle que la limonade légère, l'orangeade. Si le troisième jour se passe sans accident et sans douleur, on lui permettra l'usage de deux bouillons, le quatrième jour trois bouillons ; les jours suivans on augmentera graduellement la nourriture, et on lui permettra l'usage de mets légers, tels que des potages, des légumes accomodés au gras, etc.

Il faut que l'air qui entoure le malade soit pur, et dans cette température moyenne si essentielle dans la plupart des maladies. On doit éviter toute espèce de courant d'air qui pourrait susciter quelque trouble dans son état. Pendant plusieurs jours on entretient autour de lui une obscurité profonde ; et ce ne sera que peu à peu qu'il faudra diminuer cette obscurité, afin d'habituer, par graduation, l'œil à l'influence de la lumière.

On aura soin de ne rien répandre ou de ne faire exhaler autour de l'opéré aucune odeur qui soit dans le cas d'exciter l'éternuement ou la toux.

Dans les premiers jours où l'on commencera à nourrir plus substantiellement le malade, il faudra éviter de lui donner des alimens trop solides, et éviter aussi l'usage des boissons trop toniques, soit pour prévenir l'inflammation, soit pour ne pas fatiguer l'estomac et provoquer des spasmes, des nausées ou des vomissemens qui pourraient n'être que contraires au succès de l'opération. Il faut, dit M. Montain de Lyon, nourrir le malade de substances douces et qui n'exigent pas de mastication, parce qu'on ne saurait trop éviter les petites commotions, les moindres secousses sur les yeux.

Si on avait à soigner un malade très faible, il faudrait le mettre à une diète moins sévère, et on pourrait même lui permettre promptement l'usage d'un peu de vin mélangé.

Il n'est pas de petit soin qui doive être négligé, dit M. Carre, auprès d'une personne opérée de la Cataracte. Il faut surveiller jusqu'à la personne qui lui apporte ses alimens; recommander spécialement de ne point lui heurter la tête trop fortement et surtout de ne pas renverser ses alimens sur son lit.

Les évacuations habituelles doivent aussi

fixer l'attention de la personne chargée de donner des soins au malade. Il faut entretenir une douce transpiration sans trop échauffer le corps. Si le malade éprouve quelque besoin, on doit l'engager à s'y livrer avec beaucoup de précaution et sans occasionner aucune secousse sur la tête. La constipation est fréquemment une cause des accidens qui surviennent après l'opération, soit par une influence sympathique sur la tête, soit par les efforts que font les opérés pour la vaincre. On aura toujours soin d'entretenir la liberté du ventre par des lavemens et des boissons délayantes, et d'avertir les malades d'éviter tout effort violent d'expulsion, au moins dans les premiers jours.

Pendant les trois premiers jours au moins, on ne doit pas permettre au malade de se lever, afin de donner au lambeau de la cornée le temps de se cicatriser. A cette époque on peut le lever pour faire son lit en ayant soin de lui bien couvrir la tête avec des voiles légers de couleur verte ou noire. On défendera les mouvemens particuliers de l'œil et des paupières, qui pourraient nuire au succès de l'opération, il faudra l'engager aussi à fixer ses mains de manière a ce qu'il ne les porte pas sur l'œil opéré, surtout pendant le sommeil. Ce dernier est aussi fort essentiel, il prévient souvent l'imflammation de l'œil. Une veille prolongée surtout si elle est entretenue par un état d'exaltation du corps, ou par quelqu'affection particulière; telle que la crainte, le chagrin, pourrait nuire également au succès de l'opération. Il est indispensable d'éloigner de l'opération les motifs qui pourraient troubler sa tranquillité morale, si nécessaire à la guérison. On sent facilement en effet, combien seraient dangereuses la joie, la surprise, la colère, etc. Qui feraient couler les larmes, qui agiteraient la circulation et troublerait par suite l'état de l'organe opéré.

Tous ces soins hygièniques doivent être prescrits pendant un espace de temps plus ou moins long, suivant l'état de l'œil opéré, et en général, on doit continuer long-temps tous ceux qui tendent à s'opposer à l'agitation, aux secousses ou aux congestions dirigées vers les yeux.

*Soins d'optique.*

Quand on a passé les premières époques

de l'opération, quand tous les accidens ont été dissipés, lorsqu'on a habitué peu à peu l'œil à recevoir l'impression de la lumière, on livre le malade à lui-même en lui donnant tous les moyens de tirer le meilleur parti possible de sa vision et en lui recommandant les précautions qui peuvent la lui faire conserver.

Il est très prudent, pour adoucir l'éclat de la lumière, d'avoir recours à l'usage de grades vue en couleur verte, surtout par rapport à la clarté solaire. Pour obvier à l'absence du cristallin, on remplace ses fonctions par l'usage des lunettes à verres convexes; ces derniers réfractent la lumière de manière à en rapprocher les rayons qui sont trop divergens. Le dégré de convexité est variable, il est toujours relatif à l'état de l'œil, et c'est au malade à choisir celui qui lui convient le mieux. Si l'œil est sensible et irritable, il faut recommander les lunettes vertes qui adoucissent l'impression que fait la lumière.

Ici je borne tout ce que je crois nécessaire de savoir pour bien soigner une personne qui a été opérée de la Cataracte. Tout ce que je viens de dire s'applique à l'opération par extraction, méthode qu'à l'exemple de Wenzel et de M. Carre, j'ai exclusivement adoptée, et que, comme eux je considère comme la meilleure, la moins capable d'entraîner des accidens graves et d'être plus fréquemment suivie de succès.

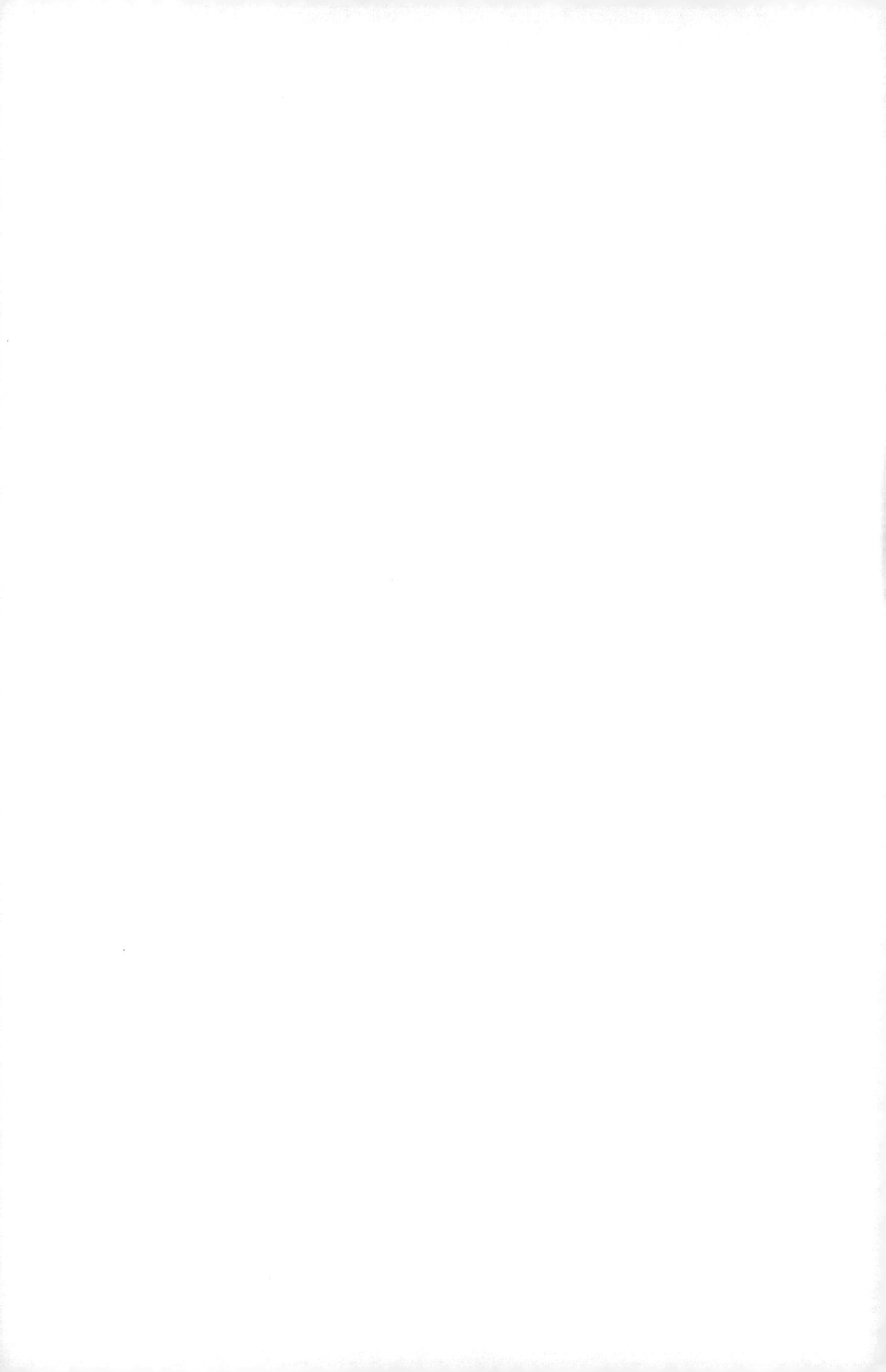